AF300250

MÉMOIRE

SUR

L'ELECTRICITÉ MÉDICALE.

1819

DE L'IMPRIMERIE DE NOUZOU,
RUE DE CLÉRY, Nº. 9.

MÉMOIRE

SUR

L'ÉLECTRICITÉ MÉDICALE,

RENFERMANT

LE TRAITEMENT

QUI PEUT ASSURER

LE SUCCÈS DE SON APPLICATION;

PAR P. A. PASCALIS,

DOCTEUR EN MÉDECINE, DE LA FACULTÉ DE PARIS,

Membre de la Société des Sciences physiques et naturelles, et de celle de Médecine-Pratique, un des Collaborateurs du Journal de cette dernière Société, et Directeur d'une Commission chargée de constater les effets de l'Électricité dans les Maladies.

PRIX : 1 fr. 50 cent.

PARIS,

Chez COLAS, Libraire, Passage Feydeau;
Et chez l'AUTEUR, qui administre l'Électricité, rue du Faubourg Montmartre, N°. 16.

1819.

A MONSIEUR ET MADAME
DE LABORDE D'ESTOUVILLE.

Excellens Amis,

L'ambition ordinaire des Auteurs est d'adresser leur Dédicace aux grands noms en crédit, pour donner de la vogue à leurs Ouvrages; moins ambitieux, je me renferme dans les bornes du sentiment, et c'est sous les auspices d'une vieille et respectueuse amitié, que je fais paraître cette faible production; veuillez l'agréer avec autant de plaisir que j'en éprouve à vous en

faire hommage, et mes vœux les plus chers seront
remplis.

Après cet acte de bonté, quelque puisse être le sort
de ce Mémoire, je n'aurai qu'à m'en féliciter, puisqu'il m'aura procuré le bonheur d'acquitter une dette
sacrée, en rendant publics les sentimens d'amitié, d'es_
time, de reconnaissance et de vénération qui sont pro-
fondément, et pour la vie, gravés dans mon cœur.

Votre dévoué Serviteur et Ami,

PASCALIS.

Paris ce 5 Octobre 1819.

AVIS.

Ce Mémoire a été lu à la Société de Médecine-Pratique qui a eu la bonté de l'accueillir favorablement, et d'honorer l'Auteur de la Lettre suivante, par l'organe de son Secrétaire perpétuel.

Monsieur et cher Collègue,

J'ai l'honneur de vous informer que la Société , désirant recueillir de nouveaux faits pour préciser l'emploi de l'électricité dans le traitement des maladies , a chargé de ce travail une Commission dont vous êtes le Directeur ; convaincue de votre zèle et de vos lumières , elle espère que vous ne négligerez rien de ce qui pourra vous mettre à même de remplir ses vues , soit en facilitant l'Administration de ce moyen aux Praticiens de la Capitale , soit par vos Observations et celles de vos Collaborateurs,

La Commission donnera chaque année , dans les séances de novembre ou de décembre , le résultat détaillé de ses travaux.

Agréez , je vous prie , l'assurance des sentimens d'estime , comme de la considération très-distinguée, avec lesquels ,

J'ai l'honneur d'être,

Votre dévoué Serviteur et Collègue ;

GIRAUDY,
Doct.-Méd.

Ce 5 Octobre 1819.

MÉMOIRE

SUR

L'ÉLECTRICITÉ MÉDICALE.

PRÉLIMINAIRE.

Nous devons aux efforts et aux recherches des savans du siècle passé , les connaissances que nous avons sur l'électricité ; ce sont eux qui , par leur persévérance et leur zèle , sont parvenus à tirer cette importante branche des sciences physiques du chaos où elle était , et à nous faire connaître la nature de ce fluide si généralement répandu dans la terre et dans l'air , qu'on peut à juste raison le regarder comme le fluide universel. Ils ne se sont pas contentés de découvrir les effets de ce puissant agent , leur génie actif et curieux , prenant un noble essor , a voulu remonter à la source pour pouvoir en faire des applications générales , et , il faut l'avouer à leur gloire , après bien d'hypothèses vagues , ils sont parvenus à déterminer les lois qui régissent ce fluide , et à étayer leurs opinions par des expériences concluantes.

En examinant attentivement les phénomènes que présente l'électricité , il est difficile de ne pas convenir qu'elle a la plus grande analogie avec le feu , et qu'elle n'en est , pour ainsi dire , qu'une modification , peut-être même le principe : à l'instar de cet élément , elle se développe par le frottement , donne de la chaleur , met le feu au coton , à l'éther , au gaz hydrogène ; et en général aux corps combustibles ; enfin elle produit tous les effets de la foudre, qui, de tout temps, a été désignée sous le nom de feu du ciel. Je pourrais poursuivre l'analogie plus loin, en citant la propriété qu'elle a de fondre et d'oxider les métaux, etc. Mais je m'arrête, mon but n'étant que de donner des aperçus rapides, pour en venir plutôt à mon objet principal, l'électricité médicale.

Pour expliquer les phénomènes produits par le fluide électrique, les auteurs ont mis leur esprit à la torture ; les uns n'ont admis qu'un seul fluide, les autres deux. Les premiers démontrent certains effets avec facilité ; mais quand il s'agit de rendre raison de l'attraction et de la répulsion qui se succèdent rapidement dans un même corps, leur embarras et leur obscurité décèlent la faiblesse de leur doctrine ; tandis que les seconds, en supposant deux fluides qu'ils ont nommé vitré et résineux, répondent à cette difficulté, ainsi qu'à toutes celles qui peuvent se présenter, par des explications raisonnées et suivies qui se fortifient mutuellement, et dont l'une, selon M. Haui, n'est, à proprement parler, que la contre-épreuve de l'autre ; cette dernière théorie est plus compliquée que la précédente ; mais c'est à cette complication qu'on doit les moyens de saisir l'ensemble des opérations électriques, et de pouvoir même annoncer d'avance les résultats des expériences avec toute la justesse du calcul ; tandis que dans la première hypothèse tout est vague, sans lois et sans méthodes, en un mot, basé sur des à peu près. Il me reste à dire deux mots sur la faculté qu'ont les pointes de soutirer le fluide, et sur la différence qui existe entre leur action et celle des corps ronds : ces connaissances sont nécessaires pour bien apprécier les divers modes d'appliquer l'électricité dans les maladies.

Qu'on présente une pointe qui communique avec le réservoir commun, à une certaine distance d'un conducteur électrisé ; on verra bientôt celui-ci déchargé, et on aura

beau lui fournir une nouvelle quantité de fluide , il sera
soutiré à mesure qu'il arrivera.

Les physiciens modernes expliquent ainsi ce phénomène : l'électricicité de l'aiguille est décomposée par le
fluide surabondant du conducteur ; la vitrée est chassée
dans les corps environnans , et la résineuse se rend à sa
pointe, où , pour faire seule , équilibre à la masse vitrée
dont elle s'est séparée , elle doit de nécessité se concentrer;
or , il est de principe que la force électrique est en raison
directe de la concentration des fluides ; d'après cela , plus
il se ramassera autour d'une pointe , plus il y aura de force
d'attraction.

Pour prouver que les corps ronds ne jouissent pas du
même avantage , supposons , comme le fait M. Haui,
deux pointes voisines à portée d'un corps électrisé ; il paraît d'abord qu'elles devraient exercer sur lui une action
deux fois plus forte ; mais l'expérience démontre que c'est
tout le contraire , et que leur force réunie n'égale pas celle
d'une pointe unique , parce qu'elles s'attirent réciproque-
ment, ce qui diminue d'autant l'action du conducteur sur
elles ; or , un corps rond pouvant être jusqu'à un certain
point , considéré comme une réunion de pointes qui s'en-
tre-nuisent par rapport à leur continuité , il n'est plus
étonnant qu'il agisse avec moins d'énergie qu'une pointe
dont toute l'activité se dirige vers un même lieu , soit pour
lancer , soit pour recevoir le fluide.

Cette observation qui ne semble d'abord présenter qu'un
simple but de curiosité est devenue dans l'esprit de Franklin la source d'une sublime application ; elle lui a fourni
l'idée des paratonnerres , découverte qui assure à la fois à
son auteur, un rang distingué parmi les physiciens , et une
place honorable parmi les bienfaiteurs de l'humanité.

Au moyen de cette brillante invention , les pointes qui
dominent nos édifices , soutirant sans cesse l'électricité
surabondante pendant les temps orageux , désarment ,

pour ainsi dire, les nuages de la même manière qu'on les voit désarmer les conducteurs près desquels on les place ; mais quand l'air est trop électrisé et qu'une explosion devient inévitable, la foudre, forcée d'obéir aux lois de l'attraction, est reçue par ces pointes et suit la ligne que lui a d'avance tracée le génie ; dans son passage, elle ébranle le bâtiment qu'elle n'a pu incendier, et finit par aller dans le sein de la terre ensevelir sa rage et son impuissance.

Honneur, mille fois honneur à ces hommes rares dont les étonnantes conceptions aggrandissent ainsi la sphère des connaissances humaines ; ils sont d'autant plus dignes de nos hommages que la plupart ont fait pour l'amour de la science les essais les plus dangereux ; c'est ainsi que Cauton, Beccaria, Franklin, Dalibard, Monnier, Richmann et tant d'autres, ont eu le noble courage de faire descendre la foudre à leur commandement, en lançant dans les airs des cerfs-volans qui lui servaient de conducteurs.

Je vais terminer les généralités de l'électricité par l'énoncé d'un fait qui intéresse également le physicien et le médecin ; ce fait est connu sous le nom de choc en retour.

Il arrive quelquefois qu'un homme, placé très-loin de l'endroit où éclate la foudre, se trouve blessé ou tué sans aucune cause apparente ; voici comment les physiciens s'en rendent raison : du moment qu'un individu se trouve dans la sphère d'activité d'un nuage qui recèle la foudre et qui est électrisé vitreusement, son fluide naturel est décomposé ; le vitré est refoulé vers la terre, et le résineux, attiré par le fluide dont le nuage est chargé, s'accumule dans son corps ; si dans ces circonstances la foudre éclate, l'air dépouillé de son excès d'électricité cesse d'agir sur le sujet, et comme celui-ci se trouve chargé de fluide résineux, il doit éprouver une secousse plus ou moins forte, occasionnée par le retour subit et rapide de l'élec-

tricité vitrée dont il était dépouillé. Tout le merveilleux de
ce phénomène tient donc au rétablissement de l'équilibre
qui s'opère instantanément parmi les fluides. Il est presque
inutile de faire remarquer que si le nuage est électrisé ré-
sineusement, le même effet s'observe quoique produit
d'une manière inverse.

Cas qui requièrent l'Administration de l'Electricité.

Pendant que les physiciens de tous les pays s'occupaient
à faire des recherches de tout genre sur l'électricité, Jallabert, physicien, de Genève, conçut l'heureuse idée d'en
enrichir le domaine de la médecine ; son premier essai qu'il
fit sur un serrurier paralytique, fut un coup de maître ;
cet événement fit grand bruit et chacun s'empressa de ré-
péter une expérience si utile pour l'humanité ; mais par
une fatalité qui semble attachée à toutes les découvertes
humaines, les esprits ne surent garder aucune mesure ; les
uns ayant réussi dans leurs tentatives, prônèrent avec en-
thousiasme cette acquisition médicale comme infaillible
dans une foule de maladies, et poussèrent même l'exalta-
tion jusqu'à assigner à ces dernières deux causes uniques ;
savoir : l'excès ou le défaut de fluide électrique, tandis
que d'autres, qui n'avaient obtenu aucun succès, tombant
dans un vice contraire, prétendirent que l'électricité, loin
d'être utile pour opérer des guérisons, était le plus souvent nuisible. Jusque-là la différence d'opinions ne prove-
nait que de celle des résultats ; mais bientôt l'ignorance,
l'envie, l'amour-propre, la mauvaise foi, l'entêtement,
se mirent de la partie, et il n'y eut plus moyen de s'entendre.

Les idées exagérées, tant des partisans que des détrac-
teurs de l'électricité, ne sont pas les seules qui ont nui à la

propagation de ce moyen curatif ; la nouveauté a été aussi un terrible obstacle : on peut en juger par la vaccine. Pour porter la conviction dans les esprits , que d'efforts n'a-t-on pas fait ? Les savans ont déployé leur éloquence , les médecins leur ascendant , les gouvernemens leur autorité , les prêtres ce que la religion a de plus persuasif, et malgré cette combinaison de moyens , combien ne trouve-t-on pas encore d'incrédules et de récalcitrans !

La manière de l'appliquer lui a aussi porté des coups funestes ; on n'a malheureusement connu pendant long-temps que celle par commotions ; je dis malheureusement, parce qu'un remède aussi actif , employé dès le commencement d'un traitement et chez tous les individus , quelque fût le degré de leur sensibilité , ne pouvait qu'occasionner dans certains cas de grands désordres , et faire empirer plusieurs maladies à la guérison desquelles on l'appliquait ; d'ailleurs la violence d'un pareil moyen devait éloigner bien des personnes d'en faire l'essai et empêcher beaucoup d'autres de le continuer quand ils l'avaient commencé. Priestley qui écrivait au moment où la méthode par étincelles était en usage , dit que ces deux opérations sont trop actives , et que, quoiqu'une forte secousse puisse être utile dans quelques circonstances , elle est préjudiciable dans d'autres où une simple électrisation ferait peut-être des merveilles.

Pour fortifier tous ces motifs qui ont dû nécessairement jeter un grand discrédit sur l'électricité , ajoutons que la plupart de ceux qui l'ont appliquée à l'art de guérir , n'étaient que des physiciens savans , à la vérité, dans leur partie , mais étrangers aux connaissances médicales , et on ne sera plus étonné du peu d'utilité qu'offrent leurs observations imparfaites sous beaucoup de rapports , ni de l'espèce d'abandon où se trouve à présent réduite cette importante découverte.

Si , malgré les circonstances défavorables que je viens de signaler , l'électricité , dirigée par des mains sages et prudentes, a pu opérer un grand nombre de guérisons, comme on ne peut en douter d'après les assertions de gens les plus dignes de foi, tels que Jallabert, Sauvages, Linnée, de Haen, Mauduit et autres; que ne doit-on pas en attendre en suivant les traces de ces grands observateurs, et en profitant de leurs leçons, ainsi que de leurs fautes ?

Les points les plus essentiels sur lesquels les auteurs qui se sont livrés à des expériences physico-médicales se trou= vent d'accord, c'est que l'application de l'électricité produit sur l'économie animale des changemens notables, tels que l'augmentation de la contractilité musculaire et de la chaleur, l'accélération de tous les fluides dans leurs canaux respectifs, et, par une suite nécessaire, l'accroissement des exhalations et des secrétions.

La contraction des muscles, soumis à l'étincelle électrique, est un phénomène si familier, qu'on l'observe même chez les individus atteints de paralysie, au point d'avoir perdu tout mouvement et tout sentiment dans la partie malade ; sur cent cinquante paralytiques confiés à ses soins, M. Mauduit n'en a trouvé qu'un seul entièrement perclus des extrémités inférieures, dont les muscles n'aient cédé qu'au bout de trois jours aux effets de la commotion ; mais chez tous les autres, ils se sont contractés à la première étincelle dirigée sur eux, malgré que le membre électrisé fût chez plusieurs privé de toute sensibilité.

L'accroissement de la chaleur a été mis hors de doute par les expériences répétées de Jallabert, Muschenbroek, Gerhard, Sigaud de Lafond et Franklin qui ont eu soin de placer des thermomètres sous les aisselles des électrisés, et les ont vu monter de plusieurs degrés. Cet effet est même si constant, que Sauvages regardait l'électricité comme une des principales causes de la chaleur animale, et Thouvenel, comme la source de la coloration du sang.

Quant à l'accélération du pouls, elle est contestée par Nollet et l'abbé Sans ; mais les mêmes auteurs conviennent de l'accroissement des exhalations et des secrétions, ce qui est contradictoire , parce que ces deux effets ne sauraient avoir lieu sans un mouvement impulsif communiqué à tout le système circulatoire ; d'ailleurs , comment leur opinion pourrait-elle prévaloir contre les nombreuses observations de Sauvages , Haller, Tissot , Lieutaud, Jallabert, Pivati , Mauduit et autres , qui ont vu le pouls s'élever de six à dix pulsations par minute. M. Bonnefoix de Lyon, à qui nous sommes redevables d'une excellente dissertation dans laquelle je fais avec plaisir l'aveu d'avoir puisé de fort bonnes idées , se fit électriser plusieurs fois pour vérifier le fait , et son pouls s'accéléra constamment dans la proportion que nous venons d'établir. L'activité que reçoivent les exhalations et les secrétions de l'usage de l'électricité , est trop manifeste pour qu'on puisse former le moindre doute à ce sujet. On a vu des flux s'établir par les oreilles , les yeux , le nez , la bouche , et souvent aussi de véritables crises se manifester par le canal intestinal , la vessie ou la peau ; en outre, une observation presque constante , c'est que les ulcères , les vésicatoires et les cautères fournissent une suppuration plus copieuse pendant la durée du traitement électrique : remarque qui donne lieu de croire, selon Adam , qu'en électrisant les femmes qui n'ont pas assez de lait pour élever leurs nourrissons , on parviendrait à en augmenter la quantité.

D'après toutes les expériences que je viens de citer , il est impossible de ne pas considérer l'électricité comme un des plus grands stimulans qu'il soit possible d'appliquer à l'économie animale ; c'est cette faculté bien reconnue qui a déterminé les physiciens et les médecins à l'employer comme moyen curatif dans une foule de maladies qui exigent une forte excitation pour redonner aux nerfs et aux muscles le jeu et la sensibilité qu'ils ont perdu.

Au premier rang de ces affections , se présente naturellement la paralysie ; c'est aussi sur elle qu'ont été faits les premiers essais.

Cette maladie foudroyante dans laquelle la mort vient ,

pour ainsi dire, s'enter sur un corps vivant, a plus d'une fois cédé à l'usage constant de l'électricité.

Les paralysies dont elle a le plus fréquemment triomphé, sont celles qui proviennent de la rentrée de quelque éruption, telles que la gale, la rougeole, la petite vérole ou tout autre exanthème ; de la fixation sur le cerveau ou ses dépendances, d'une humeur arthritique, rhumatismale, vénérienne, dartreuse ou scrophuleuse ; enfin de la suppression de quelque écoulement habituel, comme les règles, les hémorrhoides, la transpiration, un vésicatoire, un cautère ou un ulcère ancien ; c'est ce qui résulte des observations de tous les auteurs qui ont obtenu quelques succès de l'application de l'électricité ; l'expérience sur ce point s'accorde parfaitement avec les vues théoriques. Du moment qu'on reconnaît au fluide électrique la faculté d'exciter toutes les secrétions, il est facile de juger qu'elle doit être propre à opérer des crises en portant les humeurs nuisibles vers les émonctoires les plus disposés à les recevoir, tels que la peau, la vessie ou le canal intestinal : c'est en effet par ces moyens qu'on voit souvent la nature se débarrasser de ce qui l'opprime ; mais comme le mal est toujours à côté du bien, toutes les fois que la crise, commencée par ce puissant remède, n'est pas secondée par les forces du malade, l'humeur mise en mouvement se porte sur d'autres parties, et l'étendue du mal au lieu de diminuer, ne fait ainsi que s'accroître. M. Mauduit ayant observé trois métastases consécutives de ce genre pendant qu'il électrisait la femme Prémont, consulta ses collègues qui suivaient le traitement, et sur leur avis eut recours aux évacuans qui lui réussirent fort bien ; cette expérience ne fut pas perdue pour lui ; dans la suite, il usa de cette sage précaution toutes les fois que la liberté des membres paralysés annonçait le déplacement de l'humeur morbifique, et aucun des malades, confiés à ses soins, n'éprouva depuis lors de pareils accidens. N'est-ce pas, ajoute ce judicieux auteur, parce qu'on ignorait ce risque des métastases, qu'après les premiers essais de l'électricité sur des paralysies, on désespéra de ce moyen après en avoir conçu la plus grande espérance ?

Les évacuans ne sont pas les seuls remèdes auxiliaires qu'il convient d'employer, ils ne remplissent qu'une indication passagère ; mais il en est une plus importante, c'est celle d'exciter le malade pendant toute la durée du traitement par les toniques et les stimulans administrés à l'intérieur et à l'extérieur, et par les bains et les douches d'eaux thermales, si les lieux et les circonstances le permettent; on doit également employer les frictions ammoniacales animées avec la teinture de cantharides, et recourir à l'application du moxa quand le cas le requiert.

De Haen, qui s'est beaucoup occupé, à Vienne, de l'application de l'électricité, convient de l'emploi utile qu'on peut en faire dans les cas énoncés, et assure en avoir retiré de meilleurs effets encore dans le traitement des paralysies auxquelles sont sujets les doreurs sur métaux ; il cite dans son ouvrage un si grand nombre de cures obtenues sur de misérables ouvriers frappés de tremblemens, de convulsions et de paralysies, qu'il est impossible de se refuser à y croire ; mais il est bon d'ajouter qu'il prescrivait, ainsi que nous l'avons recommandé, les remèdes convenables à ces maladies, ayant observé que ceux qui avaient échoué, administrés seuls, devenaient souvent efficaces à l'aide de l'électricité.

M. Mauduit, frappé des guérisons étonnantes, opérées par de Haen, et toujours guidé par le pur amour de l'humanité, a fait à diverses reprises un appel aux doreurs de Paris, pour leur offrir les mêmes soulagemens ; mais il a prêché dans le désert, tant la voix de la vérité est difficile à se faire entendre ; animé du même désir, je leur fais ici la même invitation, serai-je plus heureux ? Non ; je connais trop bien les hommes pour oser l'espérer.

D'autres espèces de paralysie ont été guéries par plusieurs médecins ou physiciens, tels que Tulpius, Lovet, Deshays, Sauvages, Gardane, Lecat, Carmichaël, Brydone, Teske et autres ; Mazars de Cazelles, médecin à Toulouse, a obtenu des succès brillans sur des paralytiques de l'hôpital de Saint-Joseph de la Grave ; plusieurs qui étaient impotens, ont été mis en état d'être utiles à leurs camarades, et d'autres moins avancés dans leur guérison, ont pu se suffire à eux-mêmes.

Sigaud de Lafond sur quinze paralytiques qu'il traita dans l'espace de trois ans, eut à se féliciter d'avoir guéri ou amélioré l'état du plus grand nombre. Enfin, si je voulais recueillir tous les faits consignés dans une foule d'ouvrages, les citations ne manqueraient pas ; mais comme mon but n'est pas de faire l'apologie exclusive des avantages qu'on a retirés de l'électricité, je dois dire avec la même franchise, que Nollet, Louis, Franklin et plusieurs autres physiciens, non moins recommandables, ont, pour ainsi dire, échoué complètement ; écoutons, avant de juger, ce qu'ils disent, en rendant compte de leurs insuccès, et nous verrons que tout y porte le cachet du vrai mérite, et parle en faveur de l'électricité, peut-être plus haut que toutes les réussites que nous venons de prôner. M. Louis, en convenant que son application a été infructueuse entre ses mains, recommande de ne pas l'abandonner, attendu qu'elle pourra être utile un jour.

Franklin, dans sa lettre à Pringle sur le peu de succès de ses expériences, dit : Peut-être aurait-on pu obtenir une guérison durable, si les commotions électriques eussent été accompagnées de remèdes et d'un régime convenable, sous la direction d'un habile médecin.

Enfin, Nollet, quoique aussi malheureux dans ses essais que ses collègues, pense que toute personne raisonnable doit convenir que l'électricité, employée avec persévérance et ménagée avec habileté, peut être un remède utile contre la paralysie et bien d'autres maladies dont le siége est dans les nerfs ou dans les muscles.

Cet espoir de voir un jour prospérer l'électricité, malgré tous les motifs qu'ils avaient de ne pas croire à ses bons effets, n'est-il pas une preuve que ces auteurs, faisant abnégation de tout amour-propre, attribuaient leurs revers, non à l'insuffisance du moyen, mais à sa mauvaise application, et à l'oubli du traitement auxiliaire qu'ils avaient négligé?

De l'opinion de ces hommes instruits, découle la conséquence naturelle, que les effets de l'électricité, pour être complets, ont besoin d'être secondés par les remèdes analogues à la maladie qu'on traite; c'est ce qui n'a pu se faire jusqu'à ce jour que d'une manière imparfaite, par la raison que les connaissances physiques et médicales n'ont pas toujours été réunies chez ceux qui se sont livrés aux expériences de ce genre. Je suis loin, au reste, de croire que l'électricité, même aidée par les conseils d'un bon médecin, soit capable de triompher de toutes les espèces de paralysies, il en est malheureusement beaucoup qui éludent tous les secours de l'art les mieux administrés; de ce nombre, sont celles occasionnées par la section d'un nerf, par des compressions qu'exercent des tumeurs osseuses ou skirrheuses, développées dans le cerveau ou le long de la moëlle épinière; d'un état de faiblesse et d'atonie, telles que les parties ont perdu tout leur ressort et ne sont plus susceptibles de sentir l'aiguillon des stimulans, etc. Mais parce qu'il est des cas contre lesquels l'électricité échoue, est-ce une raison pour l'abandonner? Quel est le remède qui guérit constamment? Les eaux thermales, qui sont le rendez-vous de tous les impotens aisés, et le dernier réfuge des paralytiques, opèrent-elles toujours des cures complètes, et plusieurs de ceux qui vont y chercher la santé, n'en reviennent-ils pas dans le même état, même quelquefois n'y trouvent-ils pas la mort? Puisque de pareils accidens n'ont pu affaiblir la confiance des eaux , et qu'elles n'en ont pas été moins fréquentées, pourquoi serait-on plus exigeant sur le compte de l'électricité ?

M. Mauduit se renfermant dans la plus stricte impartialité, pour apprécier comparativement les effets de ces deux remèdes héroïques , les a reconnus et proclamés égaux, Ce jugement, sans être contesté, a donné lieu à un argument dépourvu de sens commun: Puisque , lui a-t-on dit, l'électricité n'est que l'équivalent d'un remède connu , à quoi bon la vanter ? Hommes du monde (leur a-t-il répondu avec indignation), qui , sans avoir étudié la médecine, jugez de tout ce qui la concerne , qui louez ou blâmez, approuvez ou rejetez avant de connaître, qui , sans examen , vous décidez pour ou contre , les objets que vous ne voyez pas , ou qui ne vous sont montrés que d'un côté , demandez aux médecins si l'acquisition d'un remède , quoique simplement l'équivalent d'autres déjà connus , n'est rien ! Si de deux remèdes égaux dans leurs effets , l'un n'a pas dans certains cas , pour certains sujets , une action dont l'autre a manqué ! si ces deux remèdes combinés n'en ont pas souvent une dont ils manquaient séparément ! C'est par cette raison , que l'électricité ne doit pas, si on veut en tirer tout le bien qu'elle peut procurer , être employée sans l'inspection d'un médecin qui veille sur ses effets , qui les favorise , les seconde et les augmente par des remèdes tendans au même but , et qui n'y conduiraient pas sans son action.

Cet auteur , faisant valoir ainsi les avantages de l'électricité , aurait pu , ce me semble , ajouter en sa faveur qu'on peut en faire usage dans tous les temps et dans tous les lieux , tandis que les eaux n'ont qu'une saison favorable ; de plus, qu'elle offre un vaste champ à peine défriché, que des mains industrieuses peuvent fertiliser, en fouillant plus avant , tandis que les eaux , étant connues depuis bien longtemps , ne permettent pas d'espérer qu'on puisse jamais faire de grandes découvertes sur leur emploi.

De l'Amaurose.

Cette maladie, qu'on peut regarder comme une espèce de paralysie partielle, consiste dans la perte de la vue sans que les yeux présentent d'autres changemens que la dilatation et l'immobilité de la pupille; encore ces signes manquent-ils quelquefois. Elle est extrêmement rebelle aux secours de l'art et le plus souvent incurable. Cependant Wilkinson dans son essai philosophique sur l'électricité, affirme que son application réussit très-bien dans cette maladie, et cite plusieurs guérisons que Hay et Floyer, célèbres chirurgiens, ont obtenu. Ce physicien ajoute qu'elle a été employée sous ses yeux, à Édimbourg, avec succès; mais qu'elle a souvent aussi manqué d'effet.

On trouve dans l'ouvrage de M. Bonnefoix les citations suivantes: l'hémiplegique Garouste recouvra la vue; Julian, qui voyait les objets doubles, à la suite d'un vertige, revint à son état naturel; M. de Saussure a gueri radicalement et sans aucune rechûte, une femme qui ne voyait absolument rien; Hill a retiré de très-bons effets des étincelles électriques tirées du globe de l'œil; Wesley a obtenu quelques succès dans le même cas; enfin Quelmalz rapporte deux observations heureuses, l'une d'un fondeur de caractères d'imprimerie, à qui il rétablit un peu la vue en tirant des étincelles du trou sus-orbitaire: et l'autre; d'un jeune homme de dix-huit ans qu'il guérit d'une goutte sereine survenue à la suite de la petite vérole. ·

Malgré les exemples de réussite que je viens de mentionner, auxquels on pourrait en joindre plusieurs non moins authentiques; celui entr'autres de Westleius qui guérit une amaurose de quatorze ans; il ne faut pas s'imaginer que cette névrose soit de facile guérison; il serait a souhaiter que ceux qui ont eu le bonheur de guérir quelques malades, eussent aussi désigné le nombre de ceux qui n'ont éprouvé aucun soulagement; on aurait pu, par ce tableau comparatif, juger du degré de confiance que mérite l'électricité.

Pour remédier à l'incertitude qui règne sur ce point, non seulement pour la maladie en question , mais pour toutes celles qui ont été traitées par l'électricité , les médecins qui s'intéressent aux progrès de l'art , doivent travailler à nouveaux frais et sur-tout d'une manière plus utile , en détaillant bien l'histoire des maladies qu'ils ont à soigner , et exposant, avec la même candeur, les bons comme les mauvais effets du traitement ; c'est ce que je me propose de faire , si mes collégues , après avoir lu ce Mémoire , ont assez de confiance dans mes connaissances et dans le remède , pour m'adresser des malades.

En attendant que ce travail , fruit du temps , de l'observation et de la bonne foi , soit mis en œuvre et amené au point de maturité désirable, par un concours d'efforts, gardons-nous de faire des reproches à ceux qui nous ont devancés ; s'ils n'ont pas achevé l'ouvrage , ils ont du moins résolu le problême en prouvant par des faits irrécusables , l'efficacité du fluide électrique dans un grand nombre d'affections. L'ignorance où nous sommes encore du degré de cette efficacité ne doit pas empêcher les malades d'y avoir recours ; s'ils en agissaient autrement, sur-tout après avoir tenté en vain tous les autres moyens connus, ils ressembleraient au marin qui dans un naufrage refuserait de saisir une planche que le sort lui offre , par le seul motif, qu'il ne serait pas sûr qu'elle fût poussée vers le port , ou sur quelque rive hospitalière.

Les remèdes qu'on doit prescrire dans cette névrose pour augmenter les effets de l'électricité , sont les vomitifs réitérés à dose nauséabonde, les toniques, tant extérieurs qu'intérieurs , soutenus par un régime nutritif ; tout ce qui peut exciter le malade et lui imprimer des secousses salutaires , comme l'équitation sur un cheval dont la marche est dure , des promenades en charrette et l'usage des poudres sternulatoires ; enfin les révulsifs, tels qu'un vésicatoire ou un séton à la nuque.

Quant aux excitans locaux, ils consistent dans les vapeurs d'ammoniaque où d'éther dirigées vers les yeux où elles déterminent une irritation suivie de rougeur et de larmoiement ; mais leur effet ne peut être comparé à celui des aigrettes ou des étincelles qui agissent directement sur le siége du mal, et étendent même leur action sur l'origine des nerfs optiques, avantage qu'elles possèdent à l'exclusion de tout autre remède.

De la Surdité.

La surdité est une des névroses contre laquelle on a fait aussi usage de l'électricité ; elle a réussi dans certains cas, et échoué dans beaucoup d'autres. C'est à la différence des causes de cette affection, qu'on doit attribuer celle des résultats.

Zetzel, Wesley et Leroy ont opéré plusieurs guérisons.

Nicolas, médecin de Nanci, cite l'exemple d'une jeune fille à laquelle il a rendu l'ouie.

Priestley rapporte que Wilson dissipa une surdité de dix-sept ans, mais qu'il échoua dans six autres.

M. Mauduit a également obtenu deux succès complets ; le premier sur la femme d'un facteur d'orgues, devenue sourde à la suite d'un lait épanché, et affectée en même temps de glandes douloureuses au sein. Cette dame avait été traitée régulièrement par un médecin qui avait amélioré son état, sous quelques rapports, mais qui n'avait rien pu contre les symptômes que nous venons d'énoncer. L'électricité, appliquée pendant trois mois, dissipa tout, et la guérison se soutenait trois ans après.

Le second exemple est relatif à un professeur de mathématiques devenu sourd à la suite d'une fièvre aiguë ; il lui prescrivit un cautère et l'électrisa pendant six semaines ; au bout de ce terme, il fut en état de reprendre sa profession qu'il avait été obligé de quitter pour se placer dans un bureau.

En général, l'électricité produit de bons effets dans les surdités qui dépendent d'une cause humorale, comme d'un amas de sérosités ou de pus dans l'intérieur de l'oreille ; d'une accumulation de matière cérumineuse qui se durcit et bouche le conduit auditif extérieur ; de l'épaississement de la membrane du tympan, à la suite d'une métastase ou d'une phlégmasie, altération qui la rend incapable de transmettre les rayons sonores au siége de l'audition. Elle est encore d'une grande utilité quand cette membrane est frappée d'atonie ; dans presque tous ces cas, il s'établit au bout de quelques séances électriques, un écoulement puriforme par le conduit auriculaire, et avec le temps le ma-lade parvient à distinguer plus ou moins les sons.

Mais quand la surdité dépend de l'absence ou de l'atrophie du nerf accoustique, ou bien de sa compression, par des tumeurs développées, soit dans son origine, soit sur son trajet, elle est, pour ainsi dire, incurable.

Le traitement auxiliaire varie suivant la nature des causes ; c'est aussi de leur recherche exacte que le médecin doit avant tout s'occuper, s'il ne veut pas être confondu avec la foule des routiniers.

On peut employer suivant les circonstances les exutoires, les évacuans, les injections huileuses pour amollir le cérumen, les alcoolisées et les aromatiques pour combattre le relâchement de la membrane ; et quand la surdité est symptomatique on doit y joindre les médicamens propres à combattre l'affection principale, sans quoi tout le reste du traitement serait d'une absolue nullité.

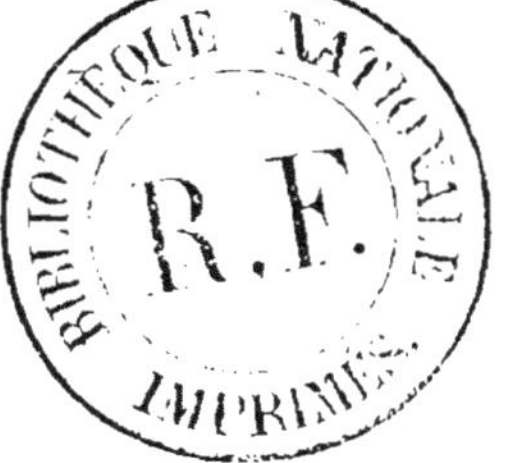

Du Rhumatisme.

Parmi les affections dont l'électricité a le plus souvent triomphé, on peut, à juste titre, citer le rhumatisme. Quand cette maladie présente un caractère aigu avec tous les signes qui constituent cet état, tels que la fièvre, la dureté du pouls, des douleurs intolérables et des exacerbations, un traitement adoucissant et calmant, tant à l'extérieur qu'à l'intérieur, est le seul convenable, et l'électricité ne pourrait qu'exaspérer les douleurs et accroître l'orgasme; mais celle-ci devient utile quand le rhumatisme, soit général, soit local, comme dans le lumbago et la sciatique, est d'une nature chronique ou non inflammatoire; peu de médecins l'ont alors employée inutilement; elle soutient et favorise très-bien les effets des sudorifiques actifs qu'on emploie en pareil cas et qui sont indiqués sous tous les rapports.

Cavallo en a retiré de très-bons effets en plusieurs circonstances; Wilkinson également, sur-tout dans les rhumatismes récents. M. Leroy cite aussi plusieurs guérisons qui confirment la confiance que doit inspirer cette application faite d'une manière convenable.

Enfin, M. Mauduit rapporte plusieurs faits qui lui sont particuliers, et comme il sont très-bien détaillés, je vais les produire succintement : Un ouvrier en boutons fut atteint subitement dans un bras d'une douleur rhumatismale si violente qu'il ne put quitter ses habits et fut privé de sommeil pendant six jours; électrisé par le moyen des étincelles, il fut soulagé dès le premier jour et guéri au bout de quinze séances.

Dix-huit mois après il éprouva un renouvellement de cette douleur qui occupa le même siége et s'étendit à l'autre bras; traité de la même manière il fut guéri en huit séances.

Le nommé Lermillier avait depuis un an une douleur vive et continue, qui s'étendait du sacrum à la cuisse et à la jambe droite; électrisé depuis la mi-octobre jusqu'à la fin de l'année , il fut très soulagé pour tout l'hiver ; soumis de nouveau à l'électricité , depuis le premier Avril jusqu'au 10 Mai , il se retira aussi bien portant qu'avant d'avoir été incommodé.

Auron, garçon boucher, d'une forte constitution, ressentait depuis dix-huit mois une douleur fixe qui s'étendait depuis le grand trochanter jusques au-dessous du fascia lata ; cette douleur , accompagnée d'un sentiment de roideur , l'empêchant de se courber et d'étendre la cuisse , le força de quitter son état. Au bout de dix séances , les douleurs disparurent , et quelques jours après il put rentrer chez son maître et recommencer ses pénibles fonctions.

Meunier, retenu au lit depuis trois semaines, par une sciatique qui le privait de sommeil , fut électrisé pendant dix minutes ; le lendemain les douleurs augmentèrent et il se manifesta une abondante sueur : cet état de choses dura trois jours ; à cette époque , une évacuation copieuse de matières glaireuses se manifesta également , ce qui fut suivi d'une diminution considérable, dans les douleurs. On recommença alors le traitement , qui dura vingt-cinq jours , et tout le mal disparut , à l'exception d'un peu de faiblesse dans la partie affectée.

M. Mauduit cite encore des exemples de guérison , dans des cas ou le rhumatisme s'était fixé sur d'autres parties du corps.

Une dame, qui éprouvait depuis long-temps des douleurs très-vives dans le cou et les épaules , avait inutilement employé tous les ressources de l'art ; ayant eu recours à l'électricité, accompagnée des remèdes tentés auparavant sans succès , elle recouvra le sommeil , et se trouva guérie au bout de deux mois , à quelques légères douleurs près , qui revenaient par intervalles.

Le même auteur rapporte encore plusieurs observations qui se rapportent entièrement à celles que je viens de citer : je me dispense de les produire, d'autant plus qu'on en trouve beaucoup d'analogues dans les ouvrages qui traitent le même sujet.

Des Maladies convulsives.

Une question difficile à traiter , et dont la solution serait importante , c'est celle concernant les maladies convulsives ; les opinions à ce sujet sont si variées , qu'elles embrassent les deux extrèmes. A quoi peut tenir cette opposition de sentimens , si ce n'est à celle des maladies : toutes les affections de ce genre portent naturellement le même nom , et proviennent de la même source , qui est la susceptilité nerveuse ; mais cette susceptibilité peut être essentielle ou acquise , ce qui change beaucoup la nature des effets qui en dérivent. Quand elle est essentielle ou dépendante de la constitution de l'individu , les remèdes n'ayant presque aucune prise sur cette cause , ne sont pas susceptibles d'en faire cesser les suites fâcheuses ; conséquemment , plus on tourmente alors les malades par des médicamens actifs , plus on exalte leur sensibilité. Il faut donc se borner dans ces cas à une cure palliative, par un régime et un genre de vie capables de modifier la disposition vicieuse du sujet et d'affaiblir les attaques convulsives qui en proviennent.

Il en est autrement des dispositions nerveuses acquises ; celles-ci sont susceptibles d'une cure radicale , lorsqu'aucun vice organique ne s'y oppose ; les guérisons opérées par Sauvages sur des hystériques; par de Haën sur des personnes attaquées , soit de tremblemens , soit de la maladie connue sous le nom de danse de St.-Guy ; par Watson sur une fille frappée d'un tetanos universel , qui avait résisté à tous les remèdes ; enfin, par Fotherghill, sur une malade de dix ans affectée de mouvemens convulsifs si violens qu'elle en avait perdu la mémoire et la parole , malgré l'usage des anti-spasmodiques , des bains et des vésicatoires; toutes ces guérisons , dis-je , sont des preuves incontestables de l'heureuse application qu'on peut faire de l'électricité dans les circonstances énoncées.

On peut en dire autant des affections qui sont symptomatiques, ou, si l'on veut, dépendantes d'une maladie primitive et co-existante ; c'est ainsi que la suppression des règles ou de tout autre écoulement, tant périodique qu'habituel, peut devenir la cause d'une épilepsie, ou de toute autre maladie nerveuse. M. Mauduit a eu occasion de voir un exemple de cette nature, dans une jeune fille qui cessa d'être épileptique, du moment que le cours de ses règles fut rétabli.

Le nommé Delamotte, qui était en même temps paralytique et épileptique, après trois mois de traitement, par l'électricité, se trouva guéri de sa paralysie et n'éprouva plus les attaques d'épilepsie, qui, auparavant, se faisaient ressentir toutes les trois semaines.

Dans les cas de cette nature, il faut, comme on vient de le voir, diriger le traitement contre la maladie principale qui alimente la secondaire, et celle-ci cesse d'elle-même, sans qu'on s'en soit, pour ainsi dire, occupé.

Si l'électricité est souvent avantageuse dans les affections nerveuses et convulsives, comme je pense l'avoir prouvé par le raisonnement étayé de l'expérience, il n'est pas moins vrai que dans cette circonstance, plus que dans toute autre, il faut procéder à son application avec la plus grande prudence, pour y accoutumer peu-à-peu les malades, et être à temps d'en suspendre l'usage, quand les effets ne répondent pas à l'attente.

Le traitement auxiliaire doit être variable comme les causes, et se compose en général, des calmans, des sédatifs, des anti-spasmodiques, tant spiritueux que fétides, des toniques légers, des bains, du régime, de l'exercice, de la dissipation, du calme de l'esprit, de l'air de la campagne, et enfin, des exutoires, lorsqu'une humeur fixée sur les nerfs, les agace et les irrite.

De l'*Aménorrhée*, ou *Suppression des règles, des Affections laiteuses, des Hémorrhoïdes, et des Flueurs blanches.*

De toutes les maladies, traitées jusqu'à ce jour par l'électricité, aucune ne cède plus facilement à son action, que l'aménorrhée ou suppression des règles ; les auteurs s'accordent si généralement à publier cette vérité, qu'on pourrait presque se dispenser d'en donner des preuves ; mais tous recommandent en même temps de bien discerner la suppression accidentelle de celle qui dépend de la grossesse , à cause des suites funestes qu'entraînerait, dans ce dernier cas , l'électrisation.

On s'était d'abord aperçu que, quand on électrisait une femme, son retour périodique était accéléré et devenait plus abondant ; cette remarque éveilla l'attention et donna l'idée de solliciter ces effets au besoin ; ce qui fut imité par de Haën , Lecamus , Cavallo , Duncan , Muschenbroek , Parthington , Gardanne , Sigaud de Lafond et autres. Ces expériences furent suivies d'un si grand succès, que Birch a fait un ouvrage uniquement consacré à prouver l'efficacité de ce moyen dans les cas de suppression (1) , et que Wilkinson l'a proclamé comme le remède le plus énergique de toute la matière médicale (2).

Duboueix , ayant électrisé une sœur hospitalière , simplement par bains , il survint à la douzième séance une perte abondante qui faillit entraîner la malade , mais fut cependant arrêtée par la liqueur anodine d'Hoffmann. Ce

---

(1) *Birch's considerations on the efficaci of electriciti, in removing female obstructions.*

(2) *Nullum ,* dit-il, *in totâ materiâ medicâ, electricitate , ad hunc morbum , expellendum , medicamentûm accommodatius.*

médecin, pour rendre compte de cette observation dans le Journal de Médecine, l'a écrite en latin, pour ne pas fournir aux femmes, dénaturées ou de mauvaise vie, les moyens d'en faire un abominable emploi. Voici commen il s'exprime : *Meretricibus et scortis, juvamen istud nefandum et impium sæpe sæpius adhiberi posset, si nimis notum, prout omnia inter emmenagoga in hoc casu facillimum et expeditissimum.*

M. Mauduit, dont le zèle ne s'est jamais démenti quand il a été question d'opérer le bien, a fait aussi plusieurs belles guérisons dans ce genre ; j'en citerai deux des plus remarquables.

L'épouse d'un de ses confrères ayant négligé les précautions nécessaires, en sevrant un de ses enfans qu'elle avait nourri, fut attaquée de cette maladie, qu'on nomme vulgairement lait épanché ; ses règles, qui n'avaient pas eu lieu depuis sa grossesse, ne se rétablirent pas, et sept mois s'étaient écoulés depuis qu'elles auraient dû reprendre leur cours. Pendant cet intervalle, elle avait eu onze dépôts sur une cuisse et la jambe du même côté ; Lorry, qui suivait la malade, l'avait soulagée sans la guérir ; les règles continuaient d'être supprimées, et le genou était enflé et très-douloureux. Madame fut électrisée pendant un mois, par bains et par étincelles, qu'on tirait de l'extrémité inférieure de la partie affectée. Dans cet espace de temps, l'enflure du genou disparut, la marche devint facile, les règles reparurent, mais pas abondamment ; on continua l'électricité un mois encore, et l'évacuation périodique fut complète ; madame devint enceinte peu de temps après.

La nommée Bunel, par suite de la même cause, atteinte de gonflement et de roideur à un des genoux, éprouvait de la difficulté à marcher, ses règles étaient supprimées depuis neuf mois ; elle fut électrisée par la méthode des pointes, et au bout de six séances, tout rentra dans l'ordre.

Après avoir lu cet article que j'aurais pu rendre infiniment plus long , on doit rester convaincu des avantages nombreux qu'offre l'électricité dans les cas de suppression ; elle peut être très - précieuse pour les filles qui , parvenues à l'âge de puberté , ne peuvent être réglées , et qui périssent quelquefois de jaunisse ou de langueur , parce que ce besoin de la nature n'a pu se réaliser.

Pour les suppressions accidentelles , auxquelles une foule de causes , souvent inévitables , peuvent donner lieu.

Pour la diminution , l'irrégularité ou la déviation des menstrues.

Pour prévenir les ravages qu'occasionne le lait épanché , chez les femmes qui ne nourrissent pas , ou qui , ayant nourri , n'éprouvent pas le retour des règles après le sevrage de leurs enfans.

Enfin pour modérer ou dissiper les accidens qui accompagnent l'âge critique , surtout lorsque les règles , au lieu de disparaître par une diminution successive , cessent tout à coup , sans être remplacées par d'autres évacuations , et donnent lieu à ce déluge de maladies , tant aiguës que chroniques , et souvent nerveuses , qui signalent cette fatale époque.

Malgré que les auteurs ne désignent aucun cas qui exclue l'usage de l'électricité dans les suppressions , autre que celui de la grossesse , je me permettrai de dire , sans crainte d'être démenti , que lorsque l'aménorrhée provient de pléthore , il faut se garder d'électriser la malade , parce qu'on appellerait de plus en plus le sang vers la matrice qui est déjà le siège d'une congestion sanguine ; les saignées , les sangsues et les rafraîchissans sont bien mieux adaptés à la circonstance ; hors ce cas particulier , l'électrisation , secondée des remèdes appropriés à la cause , produit d'heureux effets. Ces remèdes consistent dans un régime nourrissant et dans les toniques , lorsque l'épuisement a donné lieu à la maladie ; dans les sédatifs et les calmans , si les nerfs sont dans un état d'irritation ; dans les sudorifiques sagement ménagés, quand la suppression est survenue à la suite d'un refroidissement subit ; enfin quand les règles ne sont que déviées et remplacées par un flux sanguin qui se fait dans un autre endroit , on doit employer les bains de siége et les pédiluves synapisés , en ayant soin toutefois de ne tarir l'évacuation supplémentaire , qu'après avoir réussi à rappeler le sang vers la matrice.

Ce qu'on vient de dire , au sujet de la suppression des menstrues, s'applique pareillement à celle des hémorrhoïdes.

Ce flux , qui attaque , sans distinction , les hommes et les femmes , est tantôt local et tantôt constitutionnel ; nous ne parlerons pas du premier , parce qu'il peut être supprimé sans danger.

Les hémorrhoïdes constitutionnelles peuvent se diviser en fluentes et non fluentes ; les unes et les autres présentent , à des époques ordinairement régulières , des signes d'irritation , suivis d'un flux sanguin dans le premier cas , et d'une simple inflammation dans le second ; l'absence de ces symptômes inflammatoires donne lieu à des accidens qui troublent les fonctions de l'économie d'une manière plus ou moins sérieuse , suivant les individus. Pour mettre fin à ces dérangemens qui sont purement symptomatiques , le plus sûr moyen , c'est de faire cesser la cause , en rappelant l'irritation vers l'anus ; et rien ne contribue plus à remplir ce but que l'excitation locale que produit l'électricité , dirigée vers cette partie ; on peut , pour favoriser cet effet salutaire , prescrire , en même temps à l'intérieur, l'usage de l'aloës.

Il s'établit , fréquemment chez les femmes , un écoulement blanchâtre , connu sous le nom de leucorrhée ou de flueurs blanches ; il importe de le supprimer , surtout lorsqu'il épuise le sujet par son abondance et lui cause des tiraillemens vifs à l'estomac. L'électricité , que nous avons indiquée comme propre à rétablir les flux précédens , s'applique dans celui-ci avec succès pour le faire cesser ; cette assertion paraîtra peut-être paradoxale au premier coupd'œil ; elle ne l'est cependant pas du tout : une courte explication suffira pour la prouver. Quand les menstrues sont supprimées , on emploie , pour les faire reparaître , les amers et les ferrugineux , qui excitent tout le système et en particulier la matrice , vers laquelle ils font affluer le sang ; pour tarir les flux muqueux du vagin qui dépendent le plus souvent de la laxité de la membrane qui le tapisse , on conseille les mêmes remèdes : l'électricité , qui agit dans le même sens , doit donc être avantageuse dans ce double cas. Au reste , je n'entends parler ici que des pertes blanches qui proviennent d'une faiblesse , soit locale , soit générale , pour le traitement desquelles l'électricité doit être combinée avec les fortifians et les stomachiques ; mais , lorsque la leucorrhée est aiguë , et qu'elle affecte une marche inflammatoire , on doit se borner à l'administration des remèdes antiphlogistiques , et l'emploi de l'électricité est en opposition évidente avec le caractère de la maladie.

De l'Inflammation.

Des physiciens , ardens à propager l'usage de l'électricité , l'ont essayée dans les phlegmasies , et sont parvenus , à ce qu'ils disent , à en guérir quelques-unes. M. Bonnefoix , ayant lu leurs observations , qui ne sont nullement circonstanciées , s'est hâté de proclamer l'efficacité de ce remède ; et voici par quel sophisme il soutient son argument : toute inflammation , dit-il , est occasionnée par un principe irritant , qui augmente l'oscillation des fibres , ainsi que la chaleur animale , et attire le sang vers le point irrité ; ces divers symptômes sont donc l'effet et non la cause de ce principe morbifique ; or , si on emploie l'électricité dans cette classe de maladies , on doit en obtenir de bons effets , en augmentant les secrétions , et en donnant issue par la peau aux matières âcres et irritantes , ce qui opère une crise salutaire. Une preuve, ajoute-t-il en ma faveur, c'est que MM. Mauduit , Lovet et Adam ont guéri des maladies inflammatoires par ce moyen.

Ce jugement , basé sur une bonne définition des phlegmasies et sur des faits , paraît inattaquable ; mais , en se donnant la peine de l'examiner de près , on voit bientôt par où il pêche. Ce médecin , au lieu de jurer , comme il le fait , *in verba magistri ,* aurait dû s'apercevoir par le simple raisonnement de l'impossibilité de ces cures ; comment a-t-il pu , dans tout le cours de son ouvrage , considérer l'électricité comme un des stimulans les plus énergiques , et croire ensuite à ses bons effets dans les cas où il règne un orgasme considérable , un accroissement d'action dans tous les systèmes de l'économie? A-t-il jamais vu qu'on ait employé les sudorifiques les plus actifs au début des phlegmasies , pour évacuer l'humeur morbifique qui les détermine? Ne sait-il pas que les sueurs qui surviennent à cette époque , ne sont que des sueurs d'expression qui ne soulagent pas le malade , et que les critiques ne se déclarent qu'au déclin de la maladie , après que les humeurs ont subi une espèce de coction ?

Voyons , au reste , en quoi consistent les cures prônées dans les inflammations. M. Mauduit , dont l'autorité a été invoquée sur ce sujet , rapporte , à la vérité , que Ferguson fut guéri d'une squinancie par l'électricité, et que Lovet et Bellet de Bristol ont obtenu des succès dans la même maladie ; mais il ajoute , au bas de cet article : Que l'électricité puisse guérir des squinancies humorales, c'est ce que la théorie rend assez probable ; ne serait-elle pas dangereuse dans les maux de gorge inflammatoires? Plus loin, en faisant un résumé de l'ouvrage de Wilkinson, il dit, en propres termes : Il paraît que les maladies , auxquelles l'électricité pourrait être appliquée le plus utilement , sont : les tumeurs en général , si elles ne sont pas inflammatoires ; de plus , les ophtalmies chroniques , et les maladies des yeux , dépendantes de l'engorgement humoral des membranes ou de l'épaississement des humeurs de l'œil.

Parthington a bien guéri une cécité survenue à la suite d'une ophtalmie ; les yeux étaient encore enflammés , lorsqu'il entreprit le traitement ; mais la maladie avait déjà eu le temps de dégénérer en chronique , puisqu'elle datait de deux mois ; dès le troisième jour , l'inflammation était sensiblement diminuée et tout-à-fait dissipée au bout de quinze; cependant la pupille était contractée. On continua l'électricité pendant cinq semaines , et on la vit se dilater graduellement , les douleurs cessèrent , et le malade fut guéri.

Voilà , sans doute , de quelle nature étaient les autres affections qui ont été guéries ; on doit donc se garder de faire usage de l'électricité dans les maladies essentiellement inflammatoires , ou , si l'on veut, dans les inflammations actives, et réserver son application , pour celles qui sont passives ou chroniques.

Des Fièvres intermittentes.

Les physiciens anglais , à la tête desquels on peut placer Syme , Cavallo et Wilkinson , sont ceux qui se sont occupés , avec le plus de succès , de l'application de l'électricité dans ces sortes de fièvres. Westley dit qu'il n'a , pour ainsi dire , pas vu un seul exemple où des commotions électriques aient manqué de guérir une fièvre tierce ou double tierce. On lit aussi dans Bertholon , qu'Adam en a guéri trente-sept , et Villermoz quatorze ; on peut donc employer , en général , ce remède avec une espérance de réussir bien fondée ; mais il est des circonstances où ce moyen me paraît convenir d'une manière particulière , quoique les auteurs n'en disent pas un mot ; c'est, par exemple , chez les enfans qui montrent une répugnance extrême , et quelquefois invincible pour le quinquina , et chez les individus de tout âge qui sont menacés ou attaqués d'engorgemens abdominaux , que la trop grande quantité de cette écorce pourrait augmenter par sa vertu stiptique. En mariant ces deux remèdes , leurs effets se contrebalanceraient , et la constipation , qui accompagne d'ordinaire l'usage du quinquina, serait moins fréquente et moins opiniâtre , se trouvant combattue et affaiblie par l'électricité qui jouit , comme on l'a observé, d'une vertu laxative.

Appliquée, quelques instans avant l'invasion de la fièvre, l'électricité agit en rompant le spasme , en contredisant le type nerveux , ainsi que l'habitude fébrile , et en empêchant la concentration vicieuse des forces , par l'excitation générale qu'elle détermine.

Des Scrophules.

De toutes les maladies qui assiègent l'enfance , la scrophuleuse est , sans contredit , la plus terrible ; d'abord , parce qu'elle est très-difficile à guérir ; en second lieu , parce qu'elle conduit très-souvent au carreau , au rachitisme ou à la phtisie.

Tout , dans cette affection , semble indiquer le besoin de l'électricité. Le tempérament lymphatique qui y dispose ; les causes débilitantes, tant physiques que morales qui lui donnent naissance , et, en outre, la marche des symptômes qui s'opère d'une manière extrêmement lente, en faisant passer la maladie par trois périodes distinctes : la première , caractérisée par l'engorgement des glandes du cou qui a lieu sans douleur et sans changement de couleur à la peau , mais avec fièvre ; la seconde, par la rougeur , l'a-

mollissement et l'ouverture de ces corps glanduleux ; enfin
la troisième, par les progrès du mal qui se propage aux
glandes du poumon ou du mésentère, et précipite le malade dans un état de marasme qui termine ses jours.

L'électrisation n'est pas seulement avantageuse pour le
fond de la maladie qui consiste dans une atonie générale,
prédominant dans le système lymphatique ; elle sert encore
à résoudre la tuméfaction des glandes, quand la maladie
est récente, et à déterminer une maturation plus prompte,
quand ces tumeurs doivent prendre la voie de la suppuration.

Ces effets sont très-précieux : dans le premier cas, parce
qu'il ne reste aucune trace extérieure de cette maladie désagréable, contre laquelle il y a un *préjugé* assez général,
vu qu'elle peut être héréditaire ; dans le second, parce que
l'abcès étant, pour ainsi dire, ramené à l'état aigu, et se
formant d'une manière plus prompte, ne donne pas le
temps au pus de détruire tout le tissu cellulaire adjacent,
ni d'amincir autant la peau ; de sorte que la cicatrice, qui
en résulte, est moins apparente et moins difforme.

Je dois confesser que le contenu de cet article, est presque en entier basé sur la théorie et l'analogie ; mais la con-
cordance de la nature des scrophules, avec les effets posi-
tifs de l'électricité, est si évidente, qu'il est presqu'impossible d'errer.

Je ne puis désigner à l'appui de mon opinion, que peu
d'auteurs : Jallabert assure que l'électricité a produit de
bons effets sur des tumeurs scrophuleuses ; Cavallo regarde
ce remède comme très-propre à guérir les scrophules ré-
centes ; et M. Mauduit, qui est du même avis que ces deux
physiciens, cite deux observations confirmatives, l'une
concernant une petite fille de six ans qui avait été traitée par
des bols fondans, sans qu'on eût pu empêcher le mal de s'accroître ; sa parotide gauche, devenue presque de la gros-
seur d'un œuf, s'était ouverte, les bords de l'ulcère étaient

calleux, renversés, fort épais ; le fond était couvert de chairs fongueuses , et il en découlait un ichor roussâtre ; un traitement électrique d'environ trois mois , aidé de la continuation des bols fondans , suffit pour dissiper l'engorgement de la glande et procurer la cicatrice de l'ulcère.

La seconde observation est relative à un soldat vigoureux , âgé de vingt-huit ans , qui avait les glandes du cou , en général , engorgées , et portait des cicatrices au bas des mâchoires ; depuis dix-huit mois , il était inutilement traité dans les hôpitaux comme scrophuleux. On n'employa d'abord que l'électricité , et en assez peu de temps tous les symptômes disparurent. Au bout de six semaines s'étant renouvelés , on eut de nouveau recours à l'électricité , en prescrivant des remèdes intérieurs , et la maladie se dissipa en moitié moins de temps que la première fois , sans aucune récidive au bout d'un an.

On pourra m'objecter que j'ai fait dépendre les scrophules d'une faiblesse générale qui affecte d'une manière particulière le système lymphatique ; et que , dans ce dernier exemple , le sujet était fort et vigoureux. Je répondrai que le tempérament de ce soldat , fort et vigoureux , sous le rapport musculaire , pouvait pécher , soit par la faiblesse relative du système lymphatique , soit par celle simplement locale des glandes du cou , présomption que les anciennes cicatrices convertissent presqu'en certitude

Ce que j'ai répété en plusieurs endroits de ce Mémoire , qu'il faut , dans tous les cas , employer le traitement subsidiaire , se trouve prouvé dans cet exemple ; nous y voyons que l'électricité seule a guéri , mais d'une manière momentanée ; tandis que la cure radicale a eu lieu en moitié moins de temps quand on a eu le bon esprit d'unir les remèdes à l'électrisation.

Les médicamens les plus usités dans cette maladie , consistent dans les extraits amers , les oxydes de fer , les antimoniaux et les mercuriaux secondés par tous les secours de l'hygiène, relatifs aux habitations, aux alimens et aux exercices.

Telle est l'énumération des maladies principales qui ont été combattues avec le plus de succès par les moyens électriques ; on peut faire encore une heureuse application de ce puissant remède : pour fortifier les enfans chez qui la marche est tardive et douloureuse, soit parce qu'ils sont affectés ou menacés de rachitisme, soit parce qu'ils ont été sevrés tard, et que l'usage trop prolongé du lait les a affaiblis ; pour arrêter les écoulemens chroniques qui surviennent à la suite des gonorrhées, et qui ne sont entretenus que par la laxité de la membrane muqueuse de l'urètre; pour résoudre les tumeurs indolentes, notamment celles qui sont humorales et non enkistées; pour dissiper les embarras du sac lacrymal, quand ils sont récens, et les empêcher de dégénérer en fistules ; pour guérir les engelures qu'on doit considérer comme des inflammations passives et locales ; pour distinguer les morts apparentes des réelles;enfin, pour exciter ceux qui sont affectés de maladies comateuses.

Divers Moyens d'administrer l'Electricité.

Après avoir exposé l'histoire succinte de l'électricité, et les cas qui en requièrent l'emploi, il me reste à traiter des différentes manières de l'appliquer au corps humain, après avoir au préalable décrit la machine qui, en dégageant ce fluide, nous fournit les moyens de le communiquer.

Cette machine, basée sur la connaissance des corps idioélectriques, se compose d'un plateau de verre fixé sur un axe, auquel on a adapté une manivelle qui le fait tourner. Dans son mouvement de rotation, il éprouve un double frottement sur des coussins qui se correspondent et le pressent étroitement , ce qui fait dégager une quantité de fluide proportionnée au diamètre du plateau. Ce fluide est ensuite soutiré par des pointes disposées vers les extrémités de deux corps cylindriques , qu'on nomme conducteurs ; et communiqué à ces mêmes corps qui, se trouvant isolés par des supports de verre , le conservent à leurs surfaces , pour être ensuite dirigé selon la volonté du physicien.

L'électricité , ainsi accumulée , peut s'employer de diverses façons, selon le but qu'on se propose d'atteindre : ne veut-on qu'exciter d'une manière générale et douce , on l'administre en bain. On isole , à cet effet , le malade sur un tabouret , dont les pieds sont en verre , et on le met en communication avec un des conducteurs de la machine , au moyen d'une tige de métal polie et recourbée à ses extrémités pour pouvoir être accrochée ; dans cette position , le sujet reçoit le fluide qui , traversant son corps dans tous les sens , y établit un courant continuel, et finit par former autour de lui une atmosphère électrique : de-là est venu le nom de bain.

D'après l'exposition de cette méthode , il est facile de voir que le malade , ainsi électrisé , n'éprouve aucune douleur , parce que l'introduction et la sortie du fluide se font sans violence , et , pour ainsi dire , d'une manière tacite et silencieuse.

On doit , dans presque tous les cas , avant de passer à des méthodes plus actives , commencer par celle que je viens de décrire ; elle sert , comme le dit fort bien M. Mauduit , à sonder , pour ainsi dire , le tempérament des malades et à graduer le remède quand la maladie exige une application plus forte.

Si l'on désire activer le courant du fluide , il faut, pendant que le malade prend son bain , promener sur une partie déterminée , ou successivement sur plusieurs , une pointe de métal , à la distance d'un à deux pouces ; on obtient de cette manière de petites aigrettes proportionnées à la vîtesse avec laquelle la pointe est présentée , et à l'intervalle qu'on met à les tirer. Si on ne l'approche que peu à peu et souvent , l'électricité est soutirée d'une manière insensible à la vue , et le malade n'éprouve qu'un petit vent très-doux sur les parties que la tige parcourt ; mais la présente-t-on rarement et avec promptitude , la sortie du fluide se manifeste alors par des aigrettes accompagnées de lumière , de pétillement et de piqûres plus ou moins vives.

Le métal n'est pas la seule matière dont on se serve dans cette méthode ; quand on veut augmenter la force électrique , on emploie des pointes de bois qui provoquent davantage la contractilité des muscles. Plus le bois est vert , plus son action est puissante ; de cette connaissance découle la nécessité d'avoir des pointes de différens degrés de siccité pour pouvoir les adapter à la circonstance.

Jusqu'à présent , nous avons considéré le malade isolé , en sorte que le courant du fluide a lieu de la machine à lui , et de son corps aux pointes qui le transmettent au réservoir commun au moyen d'une chaîne engagée dans l'anneau du directeur. On peut , au lieu d'attirer l'électricité par ces pointes , se servir de celles-ci pour le transmettre , et voici comment les choses sont alors disposées : On place le sujet sur une simple chaise ; en même temps , on isole l'excitateur , en le privant de sa chaîne , et on le met en communication avec le conducteur ; alors l'électricité passe de la machine à la tige directrice , et de celle-ci au malade , pour se perdre dans la terre. Cavallo , célèbre physicien anglais , donne à ce procédé la préférence sur tous ceux que je viens de décrire , et assure en avoir retiré les plus grands avantages.

Au reste , ces diverses méthodes rentrent les unes dans les autres , et ne sont , pour ainsi dire , que des modifications qui diminuent ou augmentent l'activité électrique. Il en est une fort ingénieuse ; elle m'a été communiquée par un de mes amis , grand amateur de physique , qui a eu la bonté de me faire construire l'instrument, lequel consiste dans une plaque ronde de deux pouces de diamètre, dont une face est garnie de quinze à seize pointes, et l'autre percée dans son centre, pour pouvoir être vissée sur un directeur ; on s'en sert de la même manière que des pointes uniques. Il n'est pas de moyen plus doux , soit qu'on veuille soutirer ou communiquer l'électricité, attendu que la force du courant est divisée en autant de parties qu'il y a de pointes, et que , de plus, l'action de chacune est affaiblie par celle que les voisines exercent sur elle. Un autre avantage qu'offre cet instrument , c'est celui d'occuper une grande surface , ce qui dispense, en le fixant à une distance convenable , de l'avoir sans cesse en main pour le promener sur l'endroit affecté.

La méthode , par aigrettes , est susceptible d'autres variations : supposons que le médecin ait le projet de faire entrer et sortir le fluide par des endroits déterminés , comme , par exemple , dans le traitement d'un rhumatisme ; en pareil cas, ne voulant électriser que la partie malade , voici comment il procède : Il isole d'abord le sujet , puis il fait arriver l'électricité par la partie supérieure ou antérieure du membre affecté , et la fait sortir par l'inférieure ou la postérieure en y présentant une pointe. Il en est de même dans le cas de suppression des règles ; pour réveiller l'action de la matrice , on fait traverser cet organe dans tous les sens par le fluide électrique , en plaçant deux directeurs terminés par des pointes , un vers le sacrum , et l'autre vers le vagin , et les changeant successivement de place , mais toujours de manière à ce que le fluide traverse la matrice , soit de derrière en avant , soit transversalement , d'un os des isles à l'autre , soit obliquement.

Cette disposition s'applique aussi aux oreilles ; quand on a une surdité à traiter, on place le malade dans le bain électrique , et on soutire le fluide, soit silencieusement , soit par aigrettes de l'oreille affectée , ou bien , si toutes deux sont frappées de surdité, on fait pénétrer l'électricité par l'une, et on la retire par l'autre, en la faisant passer à travers la masse cérébrale, ce qui peut se faire sans le moindre danger.

Un physicien suédois a inventé un instrument *ad hoc* ; il consiste dans une tige dont les deux tiers moyens sont enfermés dans un tube de verre, et c'est par-là que le malade le saisit, pour tenir une des extrémités terminée par une pointe, appliquée contre la membrane du tympan, tandis que l'opposée, qui est arrondie, sert à retirer les aigrettes par une pointe qu'on lui présente. En analysant ce procédé, on voit qu'il est plus curieux qu'utile, puisque toute la différence qu'il apporte dans l'opération, consiste à faire retirer, d'une manière médiate et compliquée, le fluide que, par les moyens précédens, on fait sortir d'une manière immédiate et simple.

Il est une autre méthode douce et avantageuse, c'est celle par frictions. On isole le malade, on l'électrise par bain, et en même temps avec un excitateur, garni d'une boule à son extrémité et d'une chaîne à son anneau ; on fait sur la partie qu'on veut exciter de véritables frictions, après l'avoir au préalable recouverte d'un tissu de laine qui l'embrasse sans former des plis. M. Mauduit, qui a souvent fait usage de ce moyen, en a retiré d'excellens effets ; le malade, dit-il, éprouve une douce chaleur dans les parties sur lesquelles se promène la boule ; il y sent, en outre, un picotement produit par de petites étincelles qui se détachent des poils ou aspérités de la flanelle. On peut varier cette manière ; celui qui administre les frictions, étant isolé, communique le fluide à l'individu qui ne l'est pas, en tenant, dans sa main, une boule dont il se sert pour frotter le malade et faire passer dans son corps l'électricité qu'il reçoit de la machine avec laquelle il est en communication. Le physicien peut encore, sans recevoir lui même le fluide, le faire parvenir à un excitateur isolé et le transmettre par frictions au malade.

La première de ces trois manières me paraît préférable lorsqu'on se propose d'attirer vers la peau une humeur nuisible, attendu que, dans ce cas, l'électricité agit du centre à la circonférence et doit tendre à imprimer aux solides et aux fluides un mouvement dans le même sens. Mais quand on n'a d'autre but que celui d'exciter la partie qu'on frictionne, les deux autres sont également bonnes.

Ce procédé nous conduit naturellement à décrire l'électrisation par étincelles ; l'excitateur et la boule sont les mêmes que dans la méthode par frictions, mais au lieu d'appliquer la boule et de la promener sur les parties, on la tient à une certaine distance ; il en sort alors des étincelles dont la force est en raison de la vîtesse qu'on met à l'approcher, du temps qu'on laisse passer entre une étincelle et l'autre, et de la quantité de fluide accumulé. Cette méthode, sous le rapport de l'activité, tient le milieu entre celle par aigrettes, déjà décrite, et celle par commotions, dont nous parlerons bientôt.

Quand on se borne à retirer de faibles étincelles, les effets ordinaires sont : un frémissement par tout le corps, la contraction forcée des muscles électrisés, et un peu de rougeur et de boursouflement dans la partie de la peau qui est frappée ; mais si l'on veut pousser ce mode d'électrisation à son plus haut degré, le malade reçoit, à chaque étincelle, une secousse vive, une vraie commotion dont les résultats locaux sont : une douleur pareille à celle d'une brûlure, la rougeur et la tuméfaction de la peau, et des épanchemens sanguins dans le tissu cellulaire parfaitement semblables aux ecchymoses qui surviennent à la suite des coups ou des chutes ; tous ces effets sont dus à la rapidité du courant qui rompt les petits vaisseaux, tant sanguins que lymphatiques qui entrent dans la texture de la peau.

La plus violente de toutes les méthodes, et en même temps la plus ancienne, c'est celle par commotions ; elle consiste à accumuler l'électricité dans une bouteille de Leyde, au degré qu'on juge convenable, et à la décharger sur le malade.

Pour concevoir la manière dont la commotion s'opère, il est indispensable d'avoir une connaissance précise de l'instrument qui sert à la communiquer; la bouteille de Leyde (1), dont la découverte fait le plus grand honneur à son inventeur, est en verre; sa *surface* est recouverte jusqu'à une certaine hauteur d'une feuille d'étain battu, le dessous armé d'un crochet, et l'intérieur rempli jusqu'au niveau de la feuille, de fragmens métalliques; une tige de laiton, dont l'extrémité supérieure est recourbée et terminée par une boule, pénètre dans la bouteille, et va communiquer avec la garniture intérieure, à travers un bouchon en liège qui l'assujettit au gouleau. Quand on veut la charger, on fixe une chaîne au crochet; on approche ensuite la boule d'un conducteur qu'on électrise, et le fluide, suivant la direction de la tige, va s'accumuler dans les corps qui garnissent la capacité de la bouteille.

La charge ainsi faite, si on tient la bouteille d'une main, et touche de l'autre la boule placée à l'extrémité supérieure de la tige, on éprouve une commotion. Franklin, se fondant sur la division de l'électricité, en positive et négative, explique ce phénomène de la manière suivante : il suppose qu'au commencement de l'expérience, le fluide est reparti d'une manière égale entre les deux surfaces de la bouteille; mais qu'à mesure que l'intérieure en reçoit et s'électrise positivement, l'extérieure en perd en proportion égale, et s'électrise négativement; la commotion n'est alors que le résultat du rétablissement de l'équilibre du fluide entre les surfaces. Pour prouver cette électricité inverse, ce grand physicien dit, que si on présente un corps léger à la boule de

---

(1) Les uns l'attribuent à Cuneus, d'autres à Musschenbroek.

la tige , celle-ci le repousse , tandis que ce même corps , approché de la surface, est attiré ; en outre , que si on adapte une pointe à l'extrémité recourbée de la tige , on voit sortir, dans l'obscurité , une aigrette lumineuse , tandis qu'en la présentant à la surface de la bouteille , il ne paraît qu'un point lumineux ; or , ajoute-t-il , ces signes ont toujours été regardés comme caractéristiques des deux espèces d'électricité désignées.

Cette explication jusque-là paraît simple et concluante , et on n'en chercherait pas d'autre , si l'auteur, en assignait la cause avec la même facilité ; mais c'est ici qu'il s'embarrasse : *Hic opus , hic labor est.* M. Mauduit , en adoptant cette hypothèse qu'il trouve la plus vraisemblance et la plus claire , finit par dire , que la cause n'est pas encore démontrée d'une manière aussi convaincante , que la différence de l'électricité des deux surfaces ; que c'est une question dont la réponse exigerait de longues discussions qui ne résoudraient pas la difficulté ; qu'en conséquence , il faut se contenter du fait , et remettre à en connaître la cause , au temps où elle aura été découverte.

En adoptant le système des deux fluides (1) , la cause n'est plus un problême à résoudre ; il est résolu par la simple explication. Le fluide , qui s'accumule dans la bouteille , décompose celui de la surface ; le vitré , séparé par cette décomposition , est repoussé dans les corps environnans , tandis que le résineux , sollicité par la force d'attraction , s'applique fortement contre la bouteille qui forme un obstacle invincible à sa réunion avec le fluide intérieur ; mais du moment qu'on établit une ligne de communication entre les surfaces , soit au moyen des deux mains , soit à l'aide d'un excitateur à deux branches ; les fluides se réunissent , en produisant une détonation plus ou moins forte.

---

(1) Vitré et résineux.

Pour donner la commotion au degré de force convenable , on a été long-temps livré à des tâtonnemens. Il fallait
d'abord compter le nombre dé tours que faisait le plateau
de la machine , et ensuite décharger la bouteille , au moyen
d'un double excitateur, pour calculer son énergie par son
explosion ; on renouvelait ces essais jusqu'à ce qu'on eût
trouvé le point.

On a perfectionné , d'une manière très-satisfaisante , la
bouteille de Leyde , sous ce rapport , en y joignant une
tige horizontale , isolée par un support en verre. Cette tige
est reçue dans une coulisse qui la retient , en lui permet-
tant cependant de glisser. Une boule termine l'extrémité
qui la met en rapport avec celle de la bouteille , et l'autre
est recourbée et retient la chaîne , le long de laquelle le
fluide doit s'échapper et communiquer la secousse au malade ; enfin , pour mettre le physicien à même d'apprécier
sûrement la distance qui existe entre les deux boules , distance qui détermine la force des commotions , on a tracé
des degrés sur cette tige mobile.

Il est facile , d'après cette courte description , de voir
en quoi consiste la fixité des effets qu'on se propose de produire : Supposons que je veuille ménager le malade , je ne
laisserai , entre les boules , qu'une légère distance , et dès
que la bouteille sera chargée , au point que le fluide pourra
franchir l'espace d'une boule à l'autre , mon but sera rempli ; cette opération pourra se renouveler au même degré ,
aussi souvent que j'en aurai la volonté , et il ne tiendra
qu'à moi d'en augmenter ou diminuer la force , en éloignant
ou rapprochant la tige transversale.

BIBLIOTHEQUE IMPERIALE

ESPÈCES D'APHORISMES

EXTRAITS DE DIVERS AUTEURS.

Si les médecins se fussent donnés d'avantage à l'étude de l'électricité , comme un article de la matière médicale , ils auraient pu faire , sans doute , beaucoup plus de découvertes utiles et intéressantes.

On a trop loué , d'une part , l'électricité , et d'un autre côté , on a trop révoqué en doute son efficacité , comme il arrive à tous les remèdes nouveaux.

Les effets de l'électricité sur le corps humain , méritent plus d'attention qu'on ne leur en a accordé en général.

Il est reconnu que la simple électrisation par bains , aigrettes et étincelles , répond bien mieux aux vues médicales qu'on se propose , que les chocs les plus violens.

Le degré d'électricité , convenable pour chaque maladie , ne peut être précisé , parce qu'il doit varier , à raison du tempérament du malade et du degré de l'affection.

On doit, pour chaque individu, commencer par l'électricité la plus faible, et l'augmenter graduellement, en s'arrêtant au degré le plus convenable à la maladie et au malade.

———

Le degré de force électrique ne doit jamais excéder celui que le sujet peut souffrir sans peine, l'expérience ayant démontré que quand il lui est fort désagréable, il s'en trouve rarement bien.

———

Dans les maladies en général, plus l'individu est avancé en âge, plus la guérison, tant palliative que radicale, est difficile à obtenir.

———

Plus une maladie est ancienne, plus elle résiste au traitement.

———

La difficulté de la guérison dépend encore plus du caractère des maladies, que de l'âge des malades et de l'ancienneté des affections ; plusieurs étant, par leur nature, au-dessus des ressources de l'art.

———

Si les physiciens et les médecins eussent bien décrit les causes et la nature des maladies qu'ils ont traité par l'électricité, nos idées seraient aujourd'hui mieux fixées sur les cas où il est avantageux de l'appliquer ; excellent avis pour ceux qui s'en occuperont à l'avenir.

———

Le médecin, qui s'intéresse aux progrès de l'art, doit annoncer, avec la même franchise, ses succès et l'inutilité de ses efforts , condition sans laquelle on ne procure que des connaissances imparfaites , et on recule la science plus qu'on ne l'avance.

Si l'électricité guérit assez rarement d'une manière complète , c'est qu'on y a recours trop tard.

Enfin , on a remarqué que lorsqu'on emploie les commotions dans la paralysie , elles sont fort utiles , si on les donne suivant le trajet des nerfs, tandis qu'elles sont souvent sans effet , si le choc est partagé entre tout l'individu.

FIN.

RÉCAPITULATION

Des Maladies susceptibles d'être guéries par l'Electricité.

La Paralysie.

L'Amaurose , ou Goutte sereine.

La Surdité.

Le Rhumatisme , tant général que partiel.

Plusieurs Maladies convulsives.

L'Aménorrhée , ou Suppression des règles.

Les Affections laiteuses , les Hémorrhoïdes et les Flueurs blanches.

Les diverses Maladies qui tourmentent le sexe , soit à l'époque de la menstruation , soit à celle de la cessation de cet écoulement périodique.

Les Inflammations chroniques ou atoniques.

Les Scrophules.

Le Rachitisme.

Les Tumeurs indolentes.

Les embarras du Sac lacrymal , avant qu'ils dégénèrent en fistules.

Les Engelures.

Les Engorgemens abdominaux , connus sous le nom d'obstructions.

Et enfin toutes les Maladies comateuses.

www.ingramcontent.com/pod-product-compliance
Ingram Content Group UK Ltd.
Pitfield, Milton Keynes, MK11 3LW, UK
UKHW021712130726
13696UKWH00004B/1770